HISTAMIN
KOMPASS

Der Autor

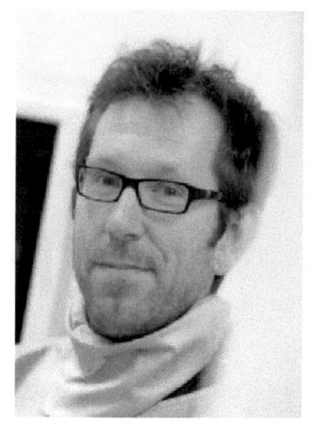

Professor Dr. Martin Storr ist Facharzt für Innere Medizin und Gastroenterologie am Zentrum für Endoskopie in Starnberg. Sein Schwerpunkt liegt auf der Behandlung von Patienten mit funktionellen Magen- und Darmerkrankungen, Patienten mit Nahrungsmittelunverträglichkeiten und Patienten mit chronisch entzündlichen Darmerkrankungen. Für diese Patienten hat er Spezialsprechstunden eingerichtet, kennt die Sorgen und Nöte der Patienten, und gilt als einer der führenden Experten für diese Erkrankungen. Er ist einer der Pioniere der FODMAP-Diät beim Reizdarmsyndrom und weil die Ernährung eine für die Patienten so bedeutende Rolle hat, engagiert er sich mit seinen Ratgebern in Ernährungsfragen und verständlichen Patientenratgebern.

PROFESSOR DR. MARTIN STORR

HISTAMIN
KOMPASS

Tabellenband zur Histaminintoleranz mit
Bewertung von über 500 Lebensmitteln,
Arzneimitteln und Nahrungsmittelzusatzstoffen

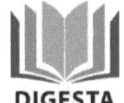

DIGESTA

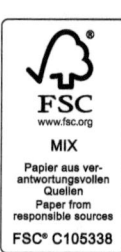

Bibliografische Information der Deutschen Nationalbibliothek:
Die Deutsche Nationalbibliothek verzeichnet diese Publikation in der
Deutschen Nationalbibliographie; detaillierte bibliographische Daten sind
im Internet über http://dnb.dnb.de abrufbar.

1., Auflage 2023

© 2023 Martin Storr, Digesta, München

Umschlaggestaltung: Pierre Sick, München

Abbildungen Umschlag: © valery121283 – Fotolia.com (Collection of fresh fruits and
vegetables, Red fish, Eggs); © tassel78 – Fotolia.com (Compass); Guy Waterval
(https://commons.wikimedia.org/wiki/File:Camembert_suisse2.JPG), isolated,
https://creativecommons.org/licenses/by-sa/4.0/legalcode;
Evan Swigart from Chicago, USA
(https://commons.wikimedia.org/wiki/File:Pumpkin_252_-_Evan_Swigart.jpg),
„Pumpkin 252 - Evan Swigart", isolated,
https://creativecommons.org/licenses/by/2.0/legalcode; Crisco 1492
(https://commons.wikimedia.org/wiki/File:Glass_of_tea,_Loving_Hut,_Yogyakarta.j
pg), „Glass of tea, Loving Hut, Yogyakarta", isolated,
https://creativecommons.org/licenses/by-sa/3.0/legalcode,
No machine-readable author provided. ElinorD assumed (based on copyright claims).
(https://commons.wikimedia.org/wiki/File:Wildricecooked.jpg), „Wildricecooked",
isolated, https://creativecommons.org/licenses/by-sa/3.0/legalcode;
Martin Storr (Portrait); Abbildungen Innenteil: Martin Storr (Seite 2)

Herstellung und Verlag: BoD - Books on Demand, Norderstedt
Printed in Germany
Dieses Buch wurde im On-Demand-Verfahren hergestellt
ISBN: 978-3-7578-0928-7

Vorwort

Wenn Verdauungsbeschwerden sowie weitere körperliche Beschwerden wie Kopfschmerzen, Hautprobleme, allergieartige Beschwerden oder andere Symptome auftreten, stellt sich oftmals die Frage ob eine Histaminintoleranz die Ursache der Beschwerden sein könnte.

Die Histaminintoleranz wurde lange Zeit als eigenständige Erkrankung abgelehnt, inzwischen ist die Histaminintoleranz aber ein in medizinischen Behandlungsleitlinien anerkanntes Krankheitsbild.

Dennoch ist die Histaminintoleranz im Moment noch ungenügend verstanden, was an verschiedenen Gründen liegt. Unter diesen Gründen findet sich die noch nicht vollständig verstandene Krankheitsentstehung, die verschiedenen am Histaminabbau beteiligten Enzyme, die große Variabilität der entstehenden Symptome und der fehlende diagnostische Test, der es erlaubt die Diagnose ausreichend sicher zu stellen. Laborwerte zur Diagnosestellung wären wünschenswert, sind, obwohl oftmals angeboten, aber medizinisch weder ausreichend sicher noch empfohlen.

Nach aktuellem Verständnis bedarf es zur Diagnosestellung eines Ernährungsversuchs bei dem 4 Wochen lang histaminreiche Lebensmittel gemieden werden und sofern die Beschwerden darunter deutlich gebessert sind, einer Bestätigung der Diagnose durch eine Belastungsprobe mit histaminreichen Lebensmitteln. Ein anderer Weg, der zur Diagnose führt, ist im Moment medizinisch nicht etabliert.

Schwierigkeiten bereitet bei der histaminarmen Ernährung, dass im Internet verschiedenste Listen zu histaminreichen und histaminarmen Lebensmitteln zur Verfügung gestellt werden. In diesem Tabellenband sind, basierend auf Bewertungen von Fachgesellschaften und medizinischer Fachliteratur, Lebensmittel in histaminreich und histaminarm sortiert, so dass sie sich an den hier aufgelisteten Bewertungen sehr gut orientieren können.

Da es sich bei der Histaminintoleranz um ein Krankheitsbild handelt das viele Fragen aufwirft, die beim Hausarzt oftmals nicht ausreichend beantwortet werden können, empfiehlt sich gerade bei der Histaminintoleranz eine begleitende ernährungsmedizinische Beratung oder das Lesen eines Sachbuchs, dass die Ursachen und Fallstricke bei diesem Krankheitsbild genauer darstellt und Ihnen die Augen öffnet.

Im Histamin Kompass geht es um die Darstellung des Krankheitsbildes in Grundzügen und vor allem um die Lebensmittelbewertung, ein ausführliches Sachbuch will dieses Tabellenwerk nicht ersetzen. Am Ende dieses Tabellenwerks benenne ich Ihnen geeignete Sachbücher zur Histaminintoleranz, in denen Sie Ihren Wissensdurst stillen können und tiefer in das Thema Histaminintoleranz einsteigen können.

München, im August 2023
Martin Storr

Inhaltsverzeichnis

Histaminintoleranz – die Fakten

Die Histaminintoleranz ist ein medizinisch anerkanntes Krankheitsbild und wird in Behandlungsleitlinien entsprechend erwähnt.

Eine Histaminintoleranz liegt etwa bei 1 bis 3 % der Bevölkerung vor, 80 % der Betroffenen sind Frauen. Beschwerden entstehen durch zu viel Histamin, das bei der Histaminintoleranz im Körper nicht ausreichend schnell abgebaut werden kann.

Die wichtigsten Quellen dieses Histamins sind in der Nahrung enthaltenes Histamin, von der Darmflora gebildetes Histamin und Histamin das im Körper entsteht. Führend ist nach aktuellem Wissensstand das mit der Nahrung aufgenommene Histamin.

Symptome entstehen durch Histaminaufnahme, in Kombination mit Fehlfunktionen der histaminabbauenden Enzyme.

Der Histaminabbau erfolgt über die Enzyme DAO und HNMT. Diese Enzyme können in zu geringem Maß vorhanden sein, in ihrer Funktion beeinträchtigt sein oder durch Lebensmittel, Medikamente und anderes blockiert sein.

Die Enzymbestimmung im Blut kann die Diagnose nicht sichern oder ausschließen, so dass derartige Blutanalysen nicht ausreichend hilfreich sind und Fachgesellschaften davon sogar abraten.

Bei Verdacht auf eine Histaminintoleranz wird die Diagnose durch eine 4-wöchige Reduktionsdiät, bei der die Beschwerden gebessert sein sollten, gefolgt von einer Belastungsprobe, bei der die Beschwerden wieder auftreten, gestellt.

Hierfür bedarf es fachlich fundierter Tabellen, diese finden sie in diesem Booklet.

Bei gesicherter Histaminintoleranz sind dauerhafte Ernährungsumstellung, in Kombination mit ergänzenden Maßnahmen hilfreich.

Klassifikation der Histaminintoleranz

Bei der Histaminintoleranz werden, basierend auf dem Entstehungsmechanismus 3 Verlaufstypen unterschieden.

Typ 1 – Histaminvergiftung

Typ 2 – Enzymatische Histaminintoleranz
- Typ 2a: primärer Enzymmangel (genetisch)
- Typ 2b: sekundärer Enzymmangel (Darmerkrankungen oder unbekannte Ursachen)
- Typ 2c: relativer Enzymmangel bei Blockade der DAO-Funktion (Alkohol, Medikamente)

Typ 3 – Mischform aus Typ 1 und Typ 2

Die Mehrzahl der Betroffenen hat eine Histaminintoleranz vom Typ 3, bei der eine Kombination aus Typ 1 (zu viel Histamin) und Typ 2 (zu geringe Abbaukapazität) besteht.

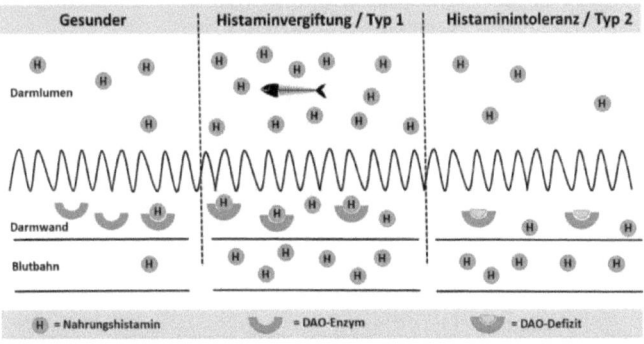

Abbildung 1: Darstellung von Histamin im Darmlumen und Histamin, das in die Blutbahn gelangt (nach Kovacova, E. et al., J. Allerg Immun 2015, 43, 498–506)

Ursachen einer Enzymunterfunktion

Aus medizinischer Sicht sind verschiedene Ursachen einer DAO-Enzymunterfunktion bekannt. Diese Ursachen können einzeln oder in Kombination vorkommen. Da die fehlende Abbaufunktion eine zentrale Stellung in der Histaminintoleranz einnimmt, ist das Meiden von Histamin im Moment der wichtigste therapeutische Ansatzpunkt. Eine Enzymtherapie mit histaminabbauenden Enzymen ist bei den Symptomen Kopfschmerz und Hautproblemen hilfreich, auf andere Symptome haben Enzympräparate einen eher bescheidenen Effekt.

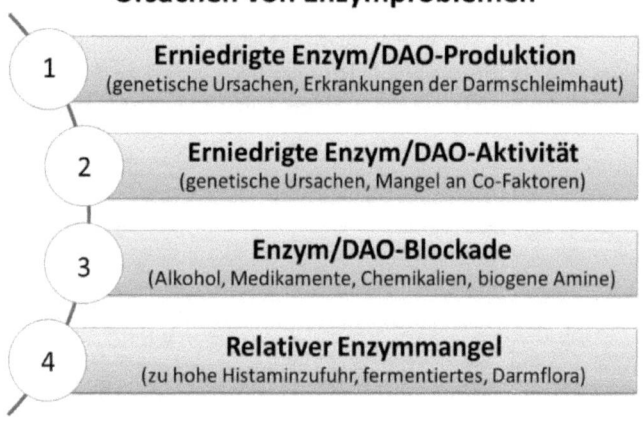

Abbildung 2: Darstellung der verschiedenen Ursachen von Enzymproblemen bei der Histaminintoleranz.

Was führt zu Histaminbeschwerden?

- Gesteigerte Aufnahme (histaminreiche Lebensmittel)
- Gesteigerte endogene Bildung und Freisetzung von Histamin (Stress, Entzündung, allergische Erkrankungen, mechanische und chemische Reize)
- Gesteigerte Freisetzung (Histaminliberatoren)
- Reduzierter Abbau (DAO-blockierende Medikamente)
- Erniedrigte DAO-Menge oder DAO-Funktion (Histaminabbau reduziert/blockiert)
- Gesteigerte Sensibilität von Geweben und Rezeptoren gegenüber Histamin
- Gesteigerte Wirkung von Histamin nach Bindung an Rezeptor
- Kombination mehrerer Ursachen

Da verschiedenste Ursachen dazu führen, dass es zu einer Histaminerhöhung kommt, sind die verschiedenen möglichen Ursachen individuell zu bedenken. Die Beschwerden treten immer dann auf, wenn der individuell unterschiedliche Histamin-Schwellenwert überschritten wird, wenn sprichwörtlich das Fass überläuft. Dieser Histamin-Schwellenwert ist bei verschiedenen Menschen unterschiedlich, das Fass ist demnach bildlich gesprochen unterschiedlich groß.

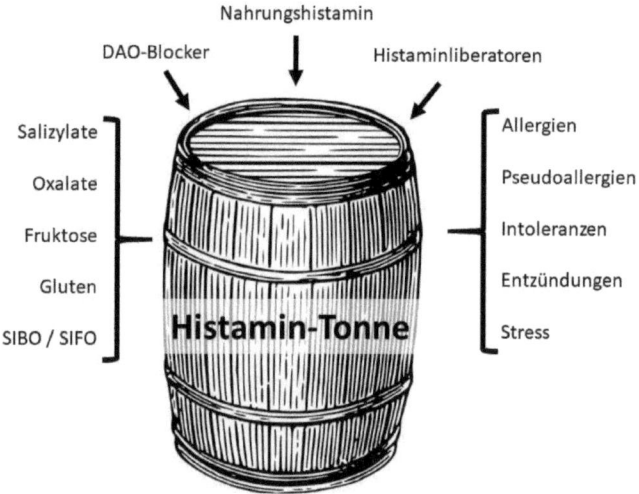

Abbildung 3: Histaminbeschwerden treten bei der Histaminintoleranz nach Überschreiten des individuell unterschiedlichen Histamin-Schwellenwertes auf.

DAUERHAFTER KÖRPERLICHER, PSYCHISCHER ODER EMOTIONALER STRESS VERURSACHT HISTAMINPROBLEME DURCH ...

- gesteigerte Histaminfreisetzung aus Mastzellen,
- mikrobielle Fehlbesiedelung im Darm,
- erhöhte Durchlässigkeit der Darmwand (Leaky Gut),
- Entzündungen der Darmwand,
- Störungen der Darmnerven und der Darm-Hirn-Achse,
- veränderte Freisetzung von Botenstoffen wie Serotonin.

HISTAMIN UND HORMONE

- Östrogene steigern die Histaminfreisetzung aus Mastzellen.
- Östrogene reduzieren die Wirkung von DAO.
- Histamin steigert die Freisetzung von Östrogenen.
- Progesteron reduziert Histaminfreisetzung aus Mastzellen.

Diese Zusammenhänge sind unter anderem ein Grund weshalb die Histaminintoleranz gehäuft bei Frauen auftritt.

Symptome der Histaminintoleranz

Histamin wirkt an vielen Stellen im Körper und über verschiedene Histaminrezeptoren (H1-H4). Daher können sehr verschiedenartige Beschwerden entstehen. In der folgenden Abbildung finden sie die wesentlichen Symptome und die daran beteiligten Rezeptoren.

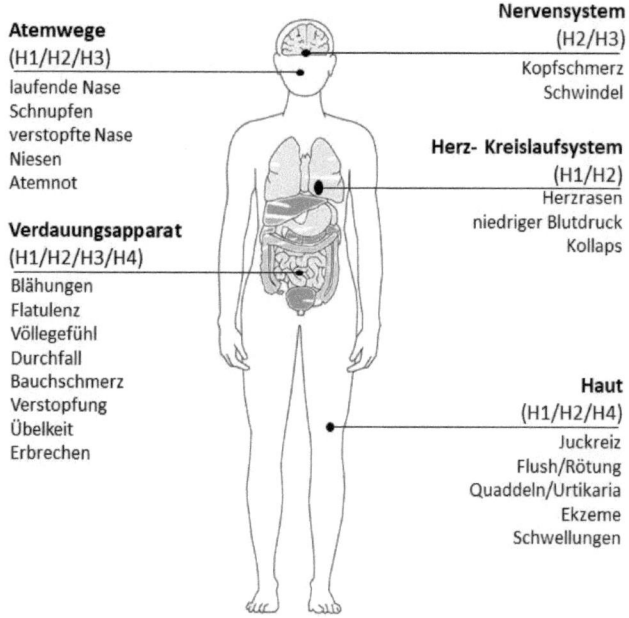

Atemwege
(H1/H2/H3)
laufende Nase
Schnupfen
verstopfte Nase
Niesen
Atemnot

Verdauungsapparat
(H1/H2/H3/H4)
Blähungen
Flatulenz
Völlegefühl
Durchfall
Bauchschmerz
Verstopfung
Übelkeit
Erbrechen

Nervensystem
(H2/H3)
Kopfschmerz
Schwindel

Herz- Kreislaufsystem
(H1/H2)
Herzrasen
niedriger Blutdruck
Kollaps

Haut
(H1/H2/H4)
Juckreiz
Flush/Rötung
Quaddeln/Urtikaria
Ekzeme
Schwellungen

Abbildung 4: Hauptsymptome der Histaminintoleranz und beteiligte Histaminrezeptoren 1-4 (H1-H4)(nach Comas-Baste, O. et al., Biomolecules, 2020, 10(8), 1181)

Selbsttest zur Histaminintoleranz

Tragen Sie hier bitte ein, welche der Symptome aus der folgenden Liste bei Ihnen vorhanden sind und erfassen Sie wie viele Organsysteme bei Ihnen betroffen sind.

fließender Schnupfen .... □ ja...□ nein.....Organsystem 1

verstopfte Nase...................... □ ja...□ nein.....Organsystem 1

Flush (Hautrötungen) .... □ ja...□ nein.....Organsystem 2

Hautausschläge/Quaddeln........ □ ja...□ nein.....Organsystem 2

Tachykardie (Herzrasen) .... □ ja...□ nein.....Organsystem 3

Schwindel................................ □ ja...□ nein.....Organsystem 3

Kopfschmerzen .... □ ja...□ nein.....Organsystem 4

Benebelungsgefühl................. □ ja...□ nein.....Organsystem 4

ungeklärte Erschöpfung .... □ ja...□ nein.....Organsystem 4

psychische Beschwerden........... □ ja...□ nein.....Organsystem 4

Bauchschmerzen......................... □ ja...□ nein.....Organsystem 5

Diarrhö (Durchfall) .... □ ja...□ nein.....Organsystem 5

Ich habe _____ dieser Symptome.
Es sind _____ Organsysteme betroffen.

Wenn bei Ihnen drei oder mehr dieser Symptome vorkommen oder mehr als zwei Organsysteme betroffen sind, dann ist eine Histaminintoleranz die wahrscheinliche Ursache.

Sofern dies der Fall ist ergibt ein diagnostischer Histamin-Reduktionsversuch Sinn.

Diagnose durch die Histamin Reduktionsdiät

Zur Bestätigung, dass Histamin die Ursache der Beschwerden ist, sollte 4 Wochen lang Nahrungshistamin stark reduziert werden. Wenn die Beschwerden dann deutlich gebessert sind, dann ist eine Histaminintoleranz wahrscheinlich.

Histamin ist in nahezu allen Nahrungsmitteln enthalten. Aus diesem Grund sollten während der Histaminreduktion Nahrungsmittel mit einem hohen Histamingehalt gemieden werden. Dies ermöglicht eine ausreichend stark histaminreduzierte Ernährung. Eine komplett histaminfreie Ernährung ist nicht möglich und wird in der Reduktionsphase auch nicht angestrebt.

Zeitgleich sollten Medikamente, die die histaminabbauenden Enzyme blockieren können oder körpereigenes Histamin freisetzen können, gemieden werden, eine Tabelle solcher Medikamente finden Sie auch in diesem Booklet. Vor dem pausieren Rücksprache mit dem Hausarzt halten, ob ein Pausieren oder ein Austausch möglich ist.

Eine konsequente 4-wöchige Diät ist erforderlich, um ausreichend Sicherheit über ein mögliches Ansprechen zu erhalten. In dieser Zeit erlernen Sie auch, in welchem Ausmaß die Ernährung an Ihren Beschwerden Teil hat.

In der Reduktionsphase orientieren Sie sich an den Lebensmittellisten in diesem Booklet. Dabei gibt es zwei mögliche Herangehensweisen. Eine Herangehensweise ist es über die Tabellen die zu meidenden Lebensmittel zu erkennen, dieses Vorgehen nenne ich den Negativ-Ansatz. Eine andere Herangehensweise ist es sich an den histaminarmen Lebensmitteln zu orientieren und daraus den Speiseplan für die 4 Wochen zusammenzustellen. Dieses

Vorgehen nenne ich den Positiv-Ansatz. Aus meiner Sichtweise ist der Positiv-Ansatz deutlich besser geeignet, so dass ich Ihnen diese Herangehensweise empfehle.

Frischegrad, Lagerungsbedingungen und Zubereitungsart haben einen Einfluss auf den Histamingehalt von Lebensmitteln, so dass diese Faktoren berücksichtigt werden sollten.

HISTAMINFALLEN - TOP 12

- Alkohol und alkoholische Getränke (Rotwein, Sekt, Weißwein, Bier)
- Käse (alle Schnitt- und Hartkäse, lange gereifte Käse, geriebener Käse)
- Schokolade
- Salami und andere haltbar gemachte Rohwürste, Rohschinken
- Nüsse
- Tomaten (auch Ketchup, Tomatenmark, Pizza)
- Zitrusfrüchte, Erdbeeren, Ananas, Papaya, Kiwi
- Fermentierte Lebensmittel (Sauerkraut)
- Spinat
- Fisch (fettreiche Fische, Thunfisch, Sardelle, Makrele, Konserven)
- Glutamat (Würzmischung, Soßen, Fertiglebensmittel)
- Medikamente (aus der Liste der DAO-/HNMT-Blocker)

Anleitung: Die drei Stufen der Ernährungsumstellung

Stufe 1: Karenzphase

Starke Histaminreduktion, histaminreiche Lebensmittel und Histamin beeinflussende Medikamente vom Speiseplan streichen. Erlaubt ist eine gemüsebetonte Mischkost, alles frisch zubereitet.

Durchführung: Die Durchführung kann selbstständig oder unterstützt durch eine Ernährungsberatung erfolgen.

Dauer der Karenzphase: vier Wochen

Ziel: Maximale Reduktion der Beschwerden. Erlernen, welche Symptomreduktion unter „idealer" Ernährung möglich ist.

Mögliche Diagnostik nach Stufe 1: Im Rahmen der Diagnostik kann nach einer Stufe 1 als bestätigende Diagnostik beim Allergologen eine Histaminprovokation mit sehr histaminreichen Lebensmitteln, eine Histamin-50-Pricktestung oder die Bestimmung von Methylhistamin im Urin hilfreich sein. Notwendig sind diese Untersuchungen an dieser Stelle jedoch nicht.

Stufe 2: Testphase

In Stufe 2 erfolgt eine schrittweise Öffnung der Lebensmittelauswahl. Einzelne histaminreiche Lebensmittel werden stufenweise und in kleinen Mengen in den Speiseplan eingeführt. Zeitgleich empfiehlt es sich, unbedingt ein Ernährungs-Symptom-Tagebuch zu führen, um individuelle Toleranzschwellen zu erlernen und zu dokumentieren.

Nicht ausreichend Notiertes gerät zu einfach in Vergessenheit. Das wäre bei dem betriebenen Aufwand sehr schade. Im Tagebuch unbedingt auch Begleitfaktoren dokumentieren, um den Einfluss von individuellen Mitauslösern (Stress, Medikamente, Ergänzungsmittel, Menstruationszyklus etc.) zu erlernen.

Durchführung: Die Stufe 2 kann selbstständig oder unterstützt durch eine Ernährungsberatung erfolgen.

Dauer der Stufe 2: acht bis zwölf Wochen

Ziel: Erlernen von individuellen Toleranzschwellen und dem individuellen Umgang mit histaminreichen Lebensmitteln.

Stufe 3: Langfristige Stabilität

In Stufe 3 erfolgt eine individuell angepasste Ernährung unter Berücksichtigung der eigenen Lebensstilfaktoren. Das regelmäßige Blättern im eigenen Ernährungs-Symptom-Tagebuch ist hilfreich, um individuelle Ernährungsfaktoren in Erinnerung zu behalten.

Ab Stufe 3 können Medikamente wie Histamin-H_1- und -H_2-Blocker, in Ergänzung zur Ernährungsumstellung, in der Dauertherapie oder im kurzfristigen Einsatz bei Diätfehlern hilfreich sein.

Durchführung: Die Stufe 3 kann selbstständig oder unterstützt durch eine Ernährungsberatung erfolgen.

Dauer der Stufe 3: langfristig

Ziel: Erhalt von dauerhaft hoher Lebensqualität und guter Symptomkontrolle

Tabelle: Histaminreiche Lebensmittel (Kurzversion)

	Histaminreiche Lebensmittel
Fleisch/ Geflügel	rohe Wurstsorten (Salami, Zervelatwurst, Mettwurst, Leberwurst), Innereien (Leber), Kasseler, Geräuchertes, Gepökeltes, Mariniertes, Getrocknetes, Verdorbenes, schlecht Gelagertes, Hackfleisch (alt), Fleischextrakte, roher Schinken
Fisch	Aal, Hering, Forelle, Karpfen, Pangasius, Rochen, Sardellen, Sardine, Schleie, Thunfisch, Makrele, Kabeljau, Wels, Fischkonserven, geräucherte oder gesalzene Fische, Schalen- und Krustentiere, Muscheln
Obst	sehr reifes Obst, Obstkonserven Avocado, Ananas, Bananen, Erdbeeren, Himbeeren, Kiwi, Papaya, Pflaumen, Zitrusfrüchte Sonderfall: Rhabarber
Gemüse	eingelegtes Gemüse, Gemüsekonserven, Keime, Sprossen, Aubergine, Bohnen, Erbsen, Linsen, Mangold, Paprika (scharfe, Jalapeno, Tomaten, Rettich, Sauerkraut, Soja, Spinat, Pilze
Milchprodukte	alle lang gereiften Käsesorten wie Brie, Camembert, Cheddar, Chester, Edamer, Emmentaler, Harzer, Parmesan, Raclette, Tilsiter, Schafskäse lange gereift, Schimmelkäse, Schmelzkäse, Ziegenkäse lange gereift
Alkoholische Getränke	Sekt, Champagner, Rotwein, Hefebier (Weißbier), Liköre
Getränke	Kaffee, schwarzer Tee, grüner Tee, Früchtetee, Brennnesseltee, Tomatensaft, Saft aus Zitrusfrüchten, Mineralwasser (sprudelnd)
Getreideprodukte	Hefeteig, Backmischungen, Backwaren mit Zusatzstoffen, Buchweizen
Süßes	Marmelade, Marzipan, Nugat, Schokolade
Sonstige Lebensmittel	Nüsse, Hefeextrakt, Sojaprodukte (Tofu, Sojasoße), Erdnusscreme, vergorene, gereifte, fermentierte Lebensmittel, Konserven, Algenprodukte, Essig (verschiedene), leicht verderbliche Produkte, Produkte ungewisser Frische, Fertigprodukte, lange erhitzte Speisen, aufgewärmte Speisen, Glutamat, Würzmischungen, Würzsoßen

Tabelle: Histaminarme Lebensmittel (Kurzversion)

	Histaminarme Lebensmittel
Fleisch/ Geflügel	frisches oder tiefgefrorenes Fleisch (Rind, Schwein) Huhn, Pute, Frischwurst, Gelbwurst, Brühwurst, Kochwurst, Mortadella, Leberkäse, Putenschinken, Kochschinken, Weißwurst
Fisch	Dorade, Dorsch, Heilbutt, Kabeljau, Lachs, Meerbarbe, Petersfisch, Rotbarsch, Schellfisch, Scholle, Seehecht, Seelachs, Seezunge, Steinbutt, Wittling (Merlan)
Obst	Aprikosen, Äpfel, Birnen, Heidelbeeren, Johannisbeeren, Khaki, Kirschen, Litschi, Melone, Nektarinen, Pfirsiche, Preiselbeeren, Quitte, Reneklode
Gemüse	Brokkoli, frische Kräuter, grüner Salat, Gurke, Mohrrüben (Karotten), Kartoffeln, Knoblauch, Kohl, Kürbis, Lauch (Porree), Mais, Paprika (grün, gelb, rot, nicht scharf), Rote Bete, Radieschen, Spargel, Zucchini, Zuckererbse, Zwiebeln
Milchprodukte	Butter, Buttermilch, Butterkäse, frische Milch, Frischkäse, Joghurt, Kefir, Sahne (Rahm), Quark, Crème fraîche, H-Milch, Sauerrahm (saure Sahne)
Alkoholische Getränke	helles Bier (Pils, Kölsch), klare Schnäpse, Weißwein
Getränke	verdünnte Obstsäfte (außer mit Zitrusfrüchten), Kräutertee, stilles Wasser
Getreide- produkte	Brot, Backwaren ohne Zusatzstoffe, Getreideflocken, Reis, Nudeln, Dinkel, Gerste, Hafer, Hirse, Weizen, Amaranth, Leinsamen, Quinoa
Süßes	Fruchtbonbons, Fruchtgummi, Honig, Kaugummi, Konfitüre, Popcorn
Sonstige Lebensmittel	Apfelessig, Essigessenz, Fette, Gewürze, Margarine, Öle, Kokosnuss, Kürbiskerne, Mandeln

ERKRANKUNGEN MIT VERSTÄRKTER HISTAMINWIRKUNG

- Nesselsucht (Urtikaria)

- Darmödem / Leaky Gut

- Schmerzmittelintoleranz (Samter-Trias)

- Atopischer Formenkreis: Asthma, Neurodermitis, allergischer Schnupfen mit Bindehautentzündung (Rhinokonjunktivitis) einschließlich Heuschnupfen und Hausstaubmilbenallergie

- Morbus Crohn

- Anorexia nervosa

- Vorhofflimmern

- Migräne

- Mastzellaktivierungssyndrom (MCAS)

- Reizdarmsyndrom

Was ist neben den Lebensmittellisten noch wichtig?

- Streng zu meiden sind Lebensmittel, die mit Hefen oder Bakterien fermentiert wurden. Zu diesen Lebensmitteln zählen beispielsweise Sauerkraut, Käse, Salami, Sojasoße, Weißbier, Sekt und Wein. Bei der Fermentierung entsteht viel Histamin. Daher ist der Histamingehalt in diesen Lebensmitteln besonders hoch.

- Gemieden werden sollen Lebensmittel, die lange oder unsachgemäß gelagert wurden oder bei denen dies nicht bekannt ist. Im Zweifelsfall eher Finger weg. Beim Verderben entsteht aus der Aminosäure Histidin das Histamin, sodass vor allem proteinreiche Lebensmittel beim Lagern und Verderben zur Histaminanreicherung neigen.

- Bei allen Lebensmitteln, vor allem bei Fleisch und Fisch, muss darauf geachtet werden, dass die Kühlketten sicher gewahrt wurden und die Lebensmittel ausreichend frisch verzehrt werden. Im Zweifelsfall eher Finger weg.

- Vor allem bei Fisch müssen Sie auf den Histamingehalt achten; frisch oder besser tiefgekühlt ist Fisch histaminärmer.

- Frische oder tiefgefrorene Lebensmittel generell bevorzugen. Konserviertes, Geräuchertes, Getrocknetes, Eingemachtes generell meiden. Dieses Achten auf frische Lebensmittel wird unter dem Begriff „Fresh-Eating" zusammengefasst.

- Verderbliches nie ungekühlt liegen lassen, auch nicht für wenige Minuten. Lebensmittel aus dem Kühlschrank nicht auf Zimmertemperatur erwärmen, sondern direkt aus der Kühlung verarbeiten. Gleiches gilt für tiefgefrorene Lebensmittel.

- Essensreste sofort tieffrieren und nicht erst stehen lassen.

- Bei Milchprodukten Quark, Butterkäse und Frischkäse bevorzugen.

- Lange gereifte Käsesorten meiden. Der höchste Histamingehalt findet sich in und unter der Käserinde.

- Brüh- und Kochwurst bevorzugen. Rohwurst (Mettwurst, Salami, Zervelatwurst) und rohen Schinken meiden.

- Pflanzliche Lebensmittel, vor allem, wenn sie frisch sind, sind zumeist histaminarm.

- Alkohol stark reduzieren, am besten komplett meiden. Wenn überhaupt, dann auf Pils und säurearmen Weißwein ausweichen.

- Auch beim Metzger auf Frische achten. Im Zweifelsfall lieber auf Tiefkühlprodukte ausweichen.

EINKAUF - LAGERUNG - ZUBEREITUNG

- **Auf Frische achten**
  - Beim Einkauf von Fleisch, Fisch und Wurstwaren auf Frische achten
  - Gerade bei Fleisch, Fisch und Wurstwaren Tiefkühlkost bevorzugen
  - Generell nicht verarbeitete Tiefkühlkost bevorzugen
  - Lebensmittel und Speisen bis zur Verwendung im Kühlschrank aufbewahren
  - Lebensmittel und Speisen direkt nach der Entnahme aus dem Kühlschrank verzehren, nicht auf Zimmertemperatur erwärmen

- **Beim Einkauf beachten**
  - Eingekaufte Lebensmittel nicht lange lagern
  - Frisch gekaufte Lebensmittel, die nicht innerhalb von zwei Tagen verzehrt werden, besser einfrieren
  - Industriell gefertigte Lebensmittel und Lebensmittelzusatzstoffe meiden
  - Fermentierte Lebensmittel meiden

- **Bei der Aufbewahrung beachten**
  - Keine langfristigen Lager anlegen
  - Tiefkühlung und Kühlschrank nutzen
  - Kühlschrank mit dem Drehregler auf kühlere Temperatur stellen

- **Beim Zubereiten beachten**
  - Nur eine Portion zubereiten
  - Zubereitungsarten wie Dünsten, Kochen, Blanchieren, Backen, Einfrieren verändern den Histamingehalt nicht
  - Zubereitete Lebensmittel nicht nochmals erhitzen
  - Fleisch und Fischgerichte niemals erneut erhitzen
  - Geschmacksverstärker streng vermeiden (E620 bis E625; Glutamat, Würzsoßen)

BESONDERS HISTAMINREICHE LEBENSMITTEL

Geräucherter Fisch z. B. Makrele (Histamin: bis 2000 mg/kg)

Fischkonserven (bis 700 mg/kg)

Rohwürste/trocken fermentierte Würste (bis 400 mg/kg)

Schinken, roh (bis 300 mg/kg)

Geräuchertes (bis 200 mg/kg)

Sauerkraut (bis 200 mg/kg)

Käse (gereifte Käsesorten)

    Emmentaler (bis 2000 mg/kg)

    Parmesan (bis 1500 mg/kg)

    Harzer Käse (bis 900 mg/kg)

    Gouda (bis 900 mg/kg)

    Rohmilchkäse (bis 400 mg/kg)

Bei Histaminintoleranz ungeeignete Medikamente

Vor dem Pausieren Rücksprache mit dem Hausarzt halten
ob bei Ihnen ein Pausieren oder ein Ersatz medizinisch
möglich ist.

Hemmer der Diaminoxidase

Acetylcystein
Acetylsalizylsäure
Alcuronium
Alprenolol
Amitriptylin
Ambroxol
Amilorid
Aminophyllin
Amitriptylin
Cefotiam
Cefuroxim
Chloroquin
Cimetidin
Ciprofloxacin
Clavulansäure
Clonidin
Colistimethat
Cyclophosphamid
Diazepam

Diclofenac
Dihydralazin
Dobutamin
Isoniazid
Mefenaminsäure
Metamizol
Metoclopramid
Morphin
Pancuronium
Pentamidin
Pethidin
Prilocain
Propafenon
Promethazin
Röntgenkontrastmittel
Thiopental
Suxamethonium
Thiamin
Verapamil

Histaminliberatoren

Acetylsalicylsäure
Codein
Diclofenac
Flurbiprofen
Indometacin
Ketoprofen
Meclofenaminsäure
Mefenaminsäure
Naproxen

Hemmer der HNMT

Amodiaquin
Tacrin
Diphenhydramin

DAO-Laborbestimmung

Medizinische Leitlinien raten von der Laborbestimmung des „Histaminenzyms" DAO ab. Medizinisch gesehen Finger weg von der Geldmacherei mit DAO-Bestimmungen. Das liegt an zwei wichtigen Gründen.

1) Der DAO Wert schwankt stark, in Abhängigkeit von Ernährung, Alkohol und Medikamenten die in den letzten 48 Stunden aufgenommen wurden. Ein niedriger DAO Wert bestätigt demnach keinen Mangel sondern kann im Rahmen von Schwankungen als normal angesehen werden.

2) Der DAO Wert im Blut spiegelt nicht den DAO Wert an der Darmschleimhaut wider, kann also eine Histaminintoleranz nicht belegen.

Erbliche Formen des DAO Enzymmangels sind eher selten, meist liegt ein erworbener DAO-Mangel oder eine erworbene DAO-Minderfunktion vor. Bei einer Weizensensitivität oder Glutensensitivität findet sich beispielsweise in bis zu 90 % ein reduzierter DAO-Spiegel. Dies ist ein Grund weshalb viele Menschen die Gluten nicht vertragen zeitgleich auch Probleme mit Histamin haben.

In wissenschaftlichen Studien wird die DAO nach 48 Stunden ausgewogener Mischkost unter Einschluss von histaminreichen Lebensmitteln bestimmt. Eine histaminarme Ernährung vor der DAO Bestimmung führt zu falsch niedrigen DAO Werten, dies nicht zu berücksichtigen ist der häufigste Fehler der bei der DAO Bestimmung gemacht wird.

Enzymfunktion steigern

Vitamin B$_6$, Vitamin C, Zink, Magnesium und Kupfer sind Co-Faktoren des Enzyms DAO. Eine Supplementierung kann die DAO-Enzymfunktion verbessern. Ob die Supplementierung auch Symptome positiv beeinflusst ist medizinisch umstritten, aber einen Versuch wert. Wer keine Präparate einnehmen möchte, der kann auf Lebensmittel, die reich an Vitamin B$_6$, Vitamin C, Zink, Magnesium und Kupfer sind, achten. In der folgenden Tabelle finden Sie eine Auflistung von histaminarmen Lebensmitteln in denen diese Co-Faktoren reichlich enthalten sind.

Tabelle: Co-Faktoren der DAO (histaminverträgliche Lebensmittel)

Co-Faktor	Quelle
Vitamin B$_6$	**Tierische Quellen:** Fleisch tiefgefroren bevorzugen (Hühnerfleisch, Rinderfilet, Schweinefleisch), frische, unbehandelte Milchprodukte **Pflanzliche Quellen:** Brokkoli, Erbsen (frisch), Feldsalat, grüne Bohnen, Kartoffeln, Kohl, Vollkornprodukte
Vitamin C	**Pflanzliche Quellen:** Acerola, Blumenkohl, Brokkoli, Guave, Johannisbeere (schwarz, rot), Paprika (rot), Rosenkohl
Kupfer	**Pflanzliche Quellen:** Artischocken, Hagebutten, Kürbiskerne, Schwarzwurzel, Vollkornprodukte

Magnesium	**Tierische Quellen:** Fisch (tiefgekühlt gelagert) **Pflanzliche Quellen:** Brombeeren, Cerealien, Gemüse (insbesondere grünes Blattgemüse), Grünkohl, Haferflocken, Hirse, Kakao, Kürbiskerne, Pumpernickel, Vollkornprodukte
Zink	**Tierische Quellen:** Fleisch tiefgefroren bevorzugen (Geflügel, Rind, Schwein), Milchprodukte, Eier **Pflanzliche Quellen:** Kerne (Kürbiskerne, Sonnenblumenkerne, kleine Menge), Samen (Mohn, Leinsamen, Hirse), Mais, Haferflocken, Vollkornprodukte

Histamin, Darmmikrobiom und Darmbarriere

Darmbakterien können Histamin bilden und dadurch zu den Symptomen beitragen oder die Histaminbildung reduzieren und dadurch Symptome reduzieren. Gleiches gilt für Mikrobenpräprate (Probiotika). Der Wissensstand in diesem Bereich ist noch limitiert, die wichtigsten Informationen finden Sie in einer Tabelle zusammengefasst.

Schäden an der Darmbarriere wie der Leaky Gut reduzieren histaminabbauende Enzyme. Dadurch entsteht eine sekundäre Histaminintoleranz.

Tabelle: Histaminwirkungen von Mikroben, probiotischen
Bakterien und Probiotika.

Wirkung	Mikroben
Bakterien, die Histamin bilden können	Enterobacteriaceae wie: Enterococcus faecalis, Escherischia coli, Hafnia aluei, Morganella morganii, Klebsiella Pneumania Lactobazillen (diverse), vor allem Lactobacillus hilgardii, Lactobacillus buchnerii, Lactobacillus curvatus, Oenococcus oeni
Bakterien, die Histamin abbauen können	Bacillus coagulans, Bacillus licheniformis, Bacillus polymyxa
Probiotische Bakterien, die Histamin bilden	Bacillus Coagulans SL5, Lactobacillus delbrueckii subsp. Bulgaricus (L. bulgaricus), Lactobacillus casei (einzelne Stämme, die Histamin abbauen), Lactobacillus fermentum, Lactobacillus helveticus, Lactobacillus lactis, Lactobacillus reuteri (histaminausschüttend), Steptococcus thermophilus
Probiotische Bakterien, die Histamin abbauen können	Bifidobacterium bifidum, Bifidobacterium infantis, Bifidobacterium longum, Lactobacillus casei (einzelne Stämme), Lactobacillus paracasei, Lactobacillus plantarum (baut auch andere biogene Amine ab), Lactobacillus rhamnosus
Bei Histaminintoleranz **neutrale Bakterienstämme**	Bifidobacterien (diverse), Bifidobacterium breve, Bifidobacterium lactis, Lactobacillus gasseri, Lactobacillus salivarius
Probiotika, die histaminabbauende Stämme enthalten (Liste soweit dem Autor bekannt)	Bifidoflor HIT, FürstenMED® Bifidyn Probiotikum, Vitabay® Biomes Hista.pro® Probiota Bifido, Seeking Health® Innovall RDS, Microbiotica® Bifido GI Balance, Life Extension® Histamed Probio, Lactopia® Darmflora plus, Dr. Wolz® Die Bakterien sensitiv, Histabalance®

31

Bleiben sie realistisch!

Unser Körper ist ein lebender Organismus und keine Maschine. Durch physiologische Prozesse entstehen bei jedem Menschen Empfindungen in geringem Ausmaß. Die medizinische Grenze ist hierbei die eigene Lebensqualität. Wenn diese dauerhaft oder zu stark reduziert ist, dann sind diese Beschwerden medizinisch relevant, wenn nicht, dann entspricht dies dem Hintergrundrauschen eines lebenden Organismus. Diese Grenze ziehen Sie für sich selbst, das kann Ihnen niemand abnehmen.

Unabhängig vom Histamingehalt der Ernährung können auch andere Nahrungsmittelunverträglichkeiten Beschwerden verursachen. Wenn nach 4 Wochen histaminarmer Diät keine deutlich spürbare Besserung der Symptome aufgetreten ist, dann sollten Sie auch an andere mögliche Ursachen Ihrer Beschwerden denken. Hilfreiche Tools sind dann ein fachlich fundiertes Ernährungs-Symptom-Tagebuch mit Belastungstabellen für verschiedene Intoleranzen und der Gang zu Ihrem Hausarzt.

DER HISTAMININTOLERANZ ZUM VERWECHSELN ÄHNLICH SIND …

- ✓ SIBO/SIFO
- ✓ Salicylatintoleranz
- ✓ Mastzellaktivierungssyndrom (MCAS)
- ✓ Weizensensitivität/Glutensensitivität
- ✓ Getreideabhängige anstrengungsinduzierte Anaphylaxie
- ✓ Vermeidende/restriktive Essstörung

Tabelle: Häufige Intoleranzen und deren Ursachen, die mit Belastungstabellen individuell erkannt werden können.

Intoleranz	Ursache
Laktoseintoleranz	Enzymmangel: Laktase
Fruktosemalabsorption	Transportdefekt für Fruktose
Sorbitmalabsorption	Aufnahmestörung
Saccharosemalabsorption	Enzymmangel: Saccharase
Trehaloseintoleranz	Enzymmangel: Trehalase, selten
Galaktoseintoleranz	Enzymmangel: verschiedene, sehr selten
Disaccharid-unverträglichkeit	Enzymmangel: Sucrase-Isomaltase, meist sekundär kombiniert mit Transportdefekt für Laktose/Saccharose/Disaccharide
Salicylatintoleranz	verschiedene Enzyme des Arachidonsäure-stoffwechsels
FODMAP-Intoleranz	Verschiedene Funktionsstörungen aus dem Reizdarmspektrum

Alphabetisches Verzeichnis der Lebensmittel und Nahrungsmittelzusatzstoffe

Bewertet nach hohem Histamingehalt (rot) und niedrigem Histamingehalt (grün).

Agavendicksaft	grün
Alge, Braunalgen, Wakame, Kelp-Alge	rot
Alge, Grünalgen	rot
Alge, Rotalgen	rot
Algenerzeugnisse	rot
Alkohol, hochprozentig	rot
Alkoholessig	grün
Alkoholische Getränke	rot
Ananas	rot
Anis	rot
Apfel	grün
Apfelessig	grün
Apfelringe, getrocknet	grün
Aprikose	grün
Aprikose, getrocknet, geschwefelt	rot
Aprikose, getrocknet, ungeschwefelt	grün
Aubergine	rot
Austern	rot
Austernpilz	rot
Austernsauce	rot
Avocado	rot
Backwaren mit Zusatzstoffen	rot
Backwaren, aus Getreidemehlen, ohne Zusatzstoffe	grün
Balsamico	rot
Banane	rot
Benzoate (Konservierungsstoffe)	rot
Bier	rot
Birnen	rot
Bismarckhering	rot
Blaufelchen, tiefgekühlt	grün
Blauschimmelkäse	rot
Bockshornklee	rot
Bohnen	rot
Bonito	rot

Borlotti Bohnen	rot
Bouillon	rot
Branntweinessig	grün
Bratensoße	rot
Bratwurst	rot
Brennnessel	rot
Brennnesseltee	rot
Brie	rot
Brombeere	grün
Brot, Sauerteig	rot
Brotaufstrich mit Fisch	rot
Brotaufstrich mit Fleisch	rot
Brotklee	rot
Brühe	rot
Buchweizen	rot
Bulgur	rot
Bündnerfleisch	rot
Butter	grün
Butterkäse	grün
Buttermilch (Vorsicht variable Produkte)	grün
Camembert	rot
Carob, Johannisbrotbaumfrucht	rot
Cashewnüsse	rot
Cayennepfeffer	rot
Cervelatwurst	rot
Champagner	rot
Champignons	rot
Cheddar	rot
Chester	rot
Chili	rot
Chilipulver	rot
Cola	rot
Couscous	rot
Cranberrys	grün
Curry	rot
Datteln	grün
Dessertwein	rot
Dinkelflocken	grün
Dinkelmehl	grün
Dinkelproduktenudeln	grün
Dorsch, tiefgekühlt	grün

E 620-625	rot
Edamer	rot
Eier, gekocht	grün
Eiweiß, roh	rot
Emmentaler	rot
Energydrinks	rot
Erbsen	rot
Erdbeeren	rot
Erdnusscreme	rot
Erdnüsse	rot
Essig, außer grün bewertete Essige	rot
Essigessenz	grün
Essiggemüse	rot
Essiggurke	rot
Farbstoffe	rot
Fertigbackmischungen	rot
Fertiglebensmittel	rot
Fette, tierisch	grün
Fisch, Brotaufstrich	rot
Fisch, eingelegt	rot
Fisch, fangfrisch	grün
Fisch, geräuchert	rot
Fisch, gesalzene	rot
Fisch, getrocknet	rot
Fisch, mariniert	rot
Fisch, schlecht gelagert	rot
Fisch, tiefgekühlte, außer histaminreiche	grün
Fischkonserven	rot
Fischmarinaden	rot
Fischöl	grün
Fischsaucen	rot
Fleisch, abgehangenes	rot
Fleisch, Brotaufstrich	rot
Fleisch, frisch	grün
Fleisch, gepökeltes	rot
Fleisch, geräuchertes	rot
Fleisch, gereiftes (z.B. dry aged)	rot
Fleisch, getrocknetes	rot
Fleisch, haltbar gemacht	rot
Fleisch, mariniertes	rot
Fleisch, püriertes	rot

36

Fleisch, schlecht gelagert	rot
Fleisch, tiefgekühlt	grün
Fleisch, zerkleinertes	rot
Fleischextrakt	rot
Fleischkäse	rot
Fleischkonserven	rot
Flussbarsch, tiefgekühlt	grün
Flusskrebse	rot
Fondue	rot
Fontina Käse	rot
Forelle, tiefgekühlt	grün
Frischkäse	grün
Frischmilch	grün
Frischmilchprodukte	grün
Fruchtnektare, aus verträglichen Zutaten	grün
Garnelen	rot
Gebäcke	rot
Geflügel, frisch, tiefgefroren	grün
Geflügel, schlecht gelagert	rot
Gemüse, alle außer als rot erwähnte	grün
Gemüse, eingelegt	rot
Gemüse, fermentiert	rot
Gemüse, frisch	grün
Gemüse, tiefgekühlt	grün
Gemüsekonserven, eingelegtes	rot
Gerste	rot
Geschmacksverstärker	rot
Getreidekörner	grün
Getreidemehl	grün
Getreideschrot	grün
Gewürze, mild	grün
Glutamat	rot
Gojibeere	grün
Goldmakrele	rot
Gouda, alter, lang gereifter	rot
Gouda, jung	grün
Grapefruit	rot
Gries, Getreide	grün
Guave	rot
Hackfleisch	rot
Hackfleisch, ganz frisch durchgedreht	grün

Hafermilch	grün
Halbhartkäse	rot
Hartkäse	rot
Harzer Käse	rot
Hefe, frisch, Produkte zu uneinheitlich	keine
Hefe, trocken	keine
Hefeextrakt	rot
Hefegebäck, mit langer Teigführung	rot
Heidelbeere	grün
heiße Schokolade	rot
Hering	rot
Himbeeren	rot
Hollandaise Soße (Eiweiß, roh)	rot
Honig	grün
Hülsenfrüchte	rot
Huhn, frisch/tiefgefroren	grün
Huhn, schlecht gelagert	rot
Hummer	rot
Hüttenkäse	grün
Innereien	rot
Joghurt	grün
Joghurt, außer sichere Kulturen	rot
Johannisbeere	grün
Johannisbeere, rot, weiß	grün
Johannisbeere, schwarz	grün
Jostabeere	grün
Kaffee	rot
Kaffee, koffeinfrei	grün
Kakao	rot
Kakaogetränke	rot
Kakaomasse, braun	rot
Kaki	grün
Kartoffel	grün
Kartoffelstärke	grün
Käse, Blauschimmel	rot
Käse, gereifter	rot
Käse, lange gereift	rot
Käse, nahezu alle	rot
Käse, Rinde	rot
Käserinde	rot
Kelp-Alge, Braunalge	rot

Kefir, Vorsicht sehr variable Produkte	grün
Ketchup	rot
Kichererbse	rot
Kimchi	rot
Kirsche	rot
Kirschen	grün
Kiwi	rot
Knoblauch, frisch/getrocknet, variabel	grün
Knurrhahn	rot
Kochsalz	grün
Kochschinken	grün
Kokosmilch	grün
Kokosnuss	grün
Kokoswasser	grün
Kombucha	rot
Kompott	rot
Konfitüre aus verträglichen Früchten	grün
Konservierungsstoffe	rot
Korn, Spirituose	rot
Körner, Getreide	grün
Krabben	rot
Kranbeere	grün
Krebse	rot
Krustentiere	rot
Küchenkräuter, frisch/getrocknet	grün
Kürbiskerne	grün
Lakritze	rot
Landjäger	rot
Langusten	rot
Lebensmittel, industriell mit Würzmischung	rot
Leber	rot
Leberkäse	rot
Leberwurst	rot
Lecithin	rot
Leinsamen	grün
Liköre	rot
Liköre	rot
Limette	rot
Limonaden, aus verträglichen Zutaten	grün
Linsen	rot
Litschi	grün

Loganbeere	rot
Macadamianüsse	grün
Maggi	rot
Mahi Mahi	rot
Mais	grün
Maismehl	grün
Maisstärke	grün
Maiswaffel	grün
Makrele	rot
Malz	rot
Malzextrakt	rot
Malzsirup	rot
Mandarine	rot
Mandel, kleine Menge	grün
Mandelmilch	grün
Mango	grün
Margarine	grün
Marmelade	rot
Marmelade aus verträglichen Früchten	grün
Maroni	grün
Marzipan	rot
Mascarpone	grün
Matjes	rot
Maulbeere	grün
Mayonnaise	rot
Medikamente (siehe separate Tabelle)	rot
Meeresfrüchte	rot
Meeresfrüchte, eingelegt	rot
Meeresfrüchte, geräuchert	rot
Meeresfrüchte, getrocknet	rot
Meeresfrüchte, mariniert	rot
Melonen	grün
Metfleisch	rot
Mettwurst	rot
Milch, frisch	grün
Milch, haltbar (H-Milch, UHT-Milch)	grün
Milch, pasteurisiert	grün
Milchshake (Eiweiß, roh)	rot
Miso	rot
Molke	grün
Moosbeere	grün

Morcheln	rot
Mozzarella	grün
Muscheln	rot
Muskat	rot
Natto	rot
Nektarine	grün
Nelken	grün
Nitrite	rot
Nougat	rot
Nüsse	rot
Obst- und Gemüsesäfte (aus geeigneten Sorten)	grün
Obst, außer histaminreiche	grün
Obst, Überreifes	rot
Obstkonserven	rot
Obstler	rot
Obstsäfte aus Zitrusfrüchten	rot
Oliven	rot
Olivenöl	grün
Orangen	rot
Orangensaft	rot
Orangenschale	rot
Ovomaltine	rot
Pampelmuse	rot
Pangasius, tiefgekühlt	grün
Paniermehl (Bewertungen variabel)	rot
Papau (Indianerbanane)	rot
Papaya	rot
Paprika, grün, gelb, orange, rot, nicht scharf	rot
Paprika, Jalapeño	rot
Paprika, scharf	rot
Paprikapulver, scharf	rot
Paprikapulver, edelsüß	grün
Paranuss	grün
Parmesan	rot
Pekannuss	grün
Persipan	rot
Pfeffer	rot
Pfeffer, schwarz	rot
Pfeffer, weiß	rot
Pfirsich	grün
Pflanzenöle	grün

pflanzliche Fette	grün
Pflaume	rot
Pilze	rot
Pinienkerne, kleine Menge, cave verschiedene Sorten	grün
Pistazie	grün
Pomelo	rot
Portwein	rot
Preiselbeere	rot
Prosecco	rot
Puddingpulver	rot
Pute, frisch/tiefgefroren	grün
Pute, schlecht gelagert	rot
Quark	grün
Raclettekäse	rot
Radieschen	grün
Rahm	grün
Rapsöl	grün
Reisessig	rot
Reismehl	grün
Reismilch	grün
Reisnudeln	grün
Reisstärke	grün
Reiswaffeln	grün
Ricotta	grün
Rind, frisch	grün
Roggenmehl	grün
Rohmilchkäse	rot
Rohmilchprodukte	rot
Rohschinken	rot
Rohwurst	rot
Rollmops	rot
Rosenkohl	rot
Rosinen	rot
Rotwein	rot
Rotweinessig	rot
Rucola	rot
Rum	rot
Säfte und Limonaden aus roten Lebensmitteln	rot
Säfte, verdünnt aus verträglichem Obst/Gemüse	grün
Säfte, vergoren	rot
Sahne	grün

Salami	rot
Salatdressing, industriell	rot
Salatgurke	grün
Sardellen	rot
Sardinen	rot
Sauerkirschen	grün
Sauerkraut	rot
Sauermilch	rot
Sauerrahm	rot
Sauerteiggebäck, mit langer Teigführung	rot
Schabzigerklee	rot
Schaf, frisch	grün
Schafskäse, frisch	grün
Schafskäse, lange gereift	rot
Schalentiere	rot
scharfe Gewürze	rot
Schaumwein	rot
Schellfisch	rot
Schichtkäse	grün
Schimmelkäse	rot
Schinken, geräuchert	rot
Schinken, luftgetrocknet	rot
Schinken, Roh	rot
Schmand	grün
Schmelzkäse	rot
Schnäpse	rot
Schokolade	rot
Schokolade, dunkle	rot
Schokolade, weiße	grün
Schrot, Getreide	grün
Schwein, frisch	grün
Seegras	rot
Seelachs, tiefgekühlt	grün
Seetang, Kombu	rot
Seezunge	rot
Seitan	rot
Sekt	rot
Senf, scharf	rot
Senf, süß	rot
Senfkörner	rot
Sherry	rot

Shrimps	rot
Snacks, salzige, heterogen die meisten rot	rot
Soja	rot
Soja, Keime und Sprossen	rot
Sojamehl	rot
Sojamilch	rot
Sojaprodukte	rot
Sojaprotein	rot
Sojasauce	rot
Sonnenblumenkerne	rot
Sonnenblumenöl	rot
Soßen, Fertigsoßen	rot
Speck	rot
Spinat	rot
Sprotte	rot
Steinpilze	rot
Stevia	grün
Stilton Käse	rot
Streichwurst	rot
Sulfite	rot
Sultaninen, ungeschwefelt	grün
Tafelessig	grün
Tee, grün	rot
Tee, Kräuter	grün
Tee, Mate	rot
Tee, Rooibos	grün
Tee, schwarz	rot
Teewurst	rot
Teigwaren, aus Getreidemehlen	grün
Tempeh	rot
Thunfisch	rot
Thüringer Wurst	rot
Tiefkühlfisch, natur	grün
Tiefkühlfisch, paniert	grün
Tilsiter	rot
Tintenfisch	rot
Tofu	rot
Tomaten	rot
Tomatenkonzentrat	rot
Tomatenprodukte	rot
Tomatensaft	rot

Trockenfleisch	rot
Vollkornmehl, Getreide	grün
Wakame, Braunalge	rot
Walnüsse	rot
Walnussöl	rot
Wasser	grün
Weichkäse	rot
Weinessig	rot
Weingeistessig	grün
Weißbier	rot
Weißweinessig	rot
Weizenbier	rot
Weizenkeime	rot
Weizenmehl	grün
Whisky	rot
Wurstaufschnitt	rot
Wurstwaren (nahezu alle)	rot
Würzmischungen (außer explizit histaminarme)	rot
Ziegenfleisch, frisch	grün
Ziegenfrischkäse	grün
Ziegenkäse, frisch, Bewertung uneinheitlich	grün
Ziegenkäse, lange gereift	rot
Zimt	grün
Zitrone	rot
Zitronenschale	rot
Zitrusfrüchte	rot
Zucker	grün
Zwetschge	rot
Zwiebeln, außer weiße Zwiebel	rot
Zwiebeln, weiße Zwiebel	grün

Lebensmittelzusatzstoffe, die Histamin freisetzen

Geschmacksverstärker (Glutamat, E620 bis E625)
Verdickungsmittel (Carrageen)
Farbstoffe (E102, E 110, E122 bis E124, E127)
Konservierungsstoffe (E200 bis E203, E210 bis E213, E220 bis E227, E231 bis E232)

Sulfite
Nitrite/Nitrate (E251 bis E252)
Säureregulatoren (Polyphosphate)
Butylhydroxytoluol
Butylhydroxyanisol

Lebensmittelzusatzstoffe, die DAO blockieren

Theobromin

Lebensmittelzusatzstoffe, generell

Die Lebensmittelzusatzstoffe wurden in diesem Booklet nach deren Histamin Verträglichkeit bewertet. Bitte beachten Sie, dass viele dieser Lebensmittelzusatzstoffe auch aus anderen Gesichtspunkten heraus kritisch betrachtet werden. Idealerweise vermeiden Sie industriell hergestellte Lebensmittel, dann vermeiden Sie diese Lebensmittelzusatzstoffe ohnehin.

Noch Fragen? Das Histamin-Forum

Histaminbewertungen gibt es aktuell noch nicht für alle Lebensmittel und Histaminbewertungen können sich bei neuen Erkenntnissen ändern. Für Lebensmittel die noch nicht bewertet wurden gerne im Leaky Gut Blog nachfragen. Unser Team bemüht sich die Bewertung herauszufinden. Bitte nachsichtig sein, gelegentlich dauert die Recherche eine Weile und manche Lebensmittel können trotz intensiver Recherche nicht ausreichend sicher eingeschätzt werden.

Fragen im Feld „Schreibe einen Kommentar" stellen. Bitte beachten: individuelle medizinische Behandlungsvorschläge und Krankheitsverläufe dürfen aufgrund von rechtlichen Beschränkungen nicht veröffentlicht oder beantwortet werden.

https://reizdarmbehandlung.de/leaky-gut-blog/
Passwort: LeakyGut2000

DEIN BEGLEITER ZUR HISTAMIN-BALANCE

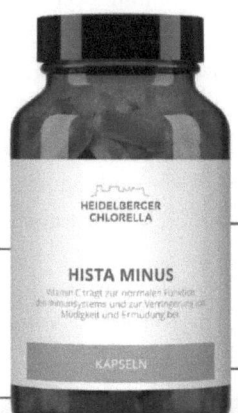

Die Vitamine B12 und C wirken als Cofaktoren beim Histaminabbau

Unterstützt das Immunsystem und die Mastzellen

Mit effektiven Antioxidantien wie Vitamin C und natürlichem Quercetin

Sinnvoll ergänzt mit der Aminosäure Methionin

Unsere Hista Minus Kapseln vereinen die entscheidenden Mikronährstoffe, die am Abbau von Histamin beteiligt sind:

VITAMIN C:
Cofaktor zur Bildung von Diaminoxidase zum Abbau von Histamin.

METHIONIN:
Die Aminosäure trägt zur Histaminsenkung bei.

VITAMIN B12:
Zur Aktivierung des Enzyms Histamin-N-Methyltransferase (HNMT) und der Aminosäure Methionin.

QUERCETIN:
Zellstabilisator der Mastzellen, welche die Histamin-ausschüttung regulieren.

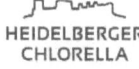
HEIDELBERGER CHLORELLA

www.heidelberger-chlorella.de
Tel.: +49 (0)6224 92700

Histaminikus®

Das Original seit 2017.

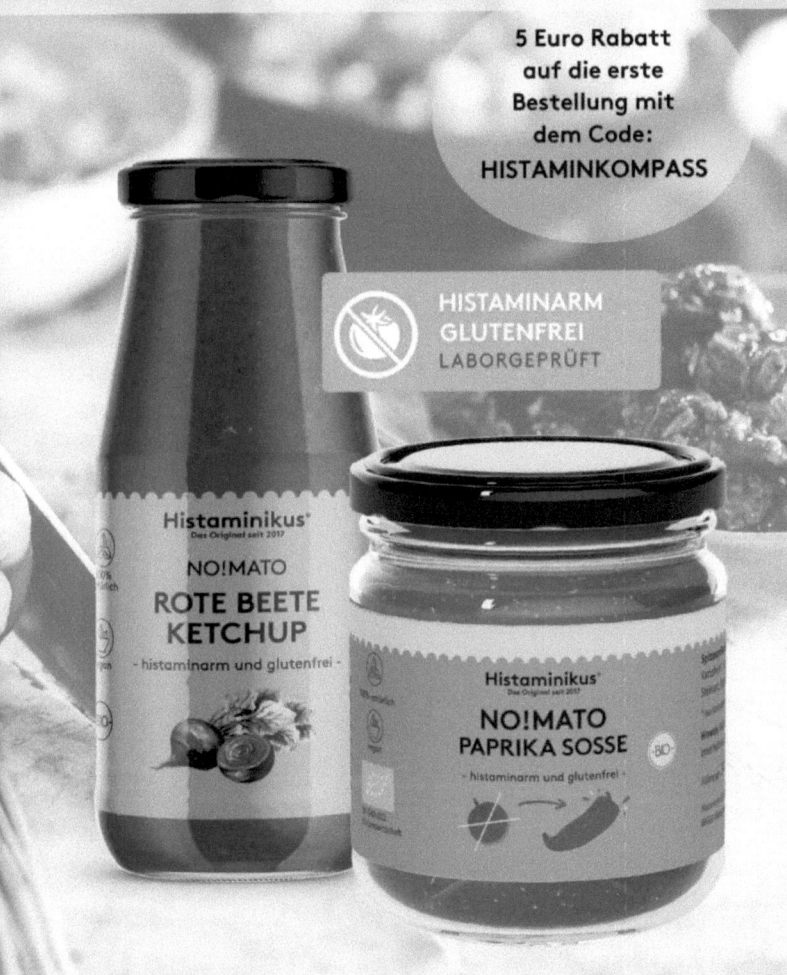

**HISTAMINARM
GLUTENFREI**
LABORGEPRÜFT

Histaminikus®
Das Original seit 2017

NO!MATO
**ROTE BEETE
KETCHUP**
- histaminarm und glutenfrei -

Histaminikus®
Das Original seit 2017

NO!MATO
PAPRIKA SOSSE
- histaminarm und glutenfrei -

Histaminikus ist der Spezialist, wenn es um histaminarme Lebensmittel geht. Alle Histaminikus Produkte werden im Labor auf ihren Histamingehalt geprüft, um das Siegel "histaminarm" zu erhalten. Wir verzichten auf jegliche Zusatzstoffe und sorgen für abwechslungsreichen Geschmack und mehr Vielfalt in der Küche.

Rezeptideen sowie weitere Infos zur Histaminintoleranz findet ihr unter

www.histaminikus.de

Histaminikus GmbH . In der Bruchwies 1A . 66663 Merzig

Luvos® Heilerde kann histaminarme Diät ersparen

Natürliche Luvos® Heilerde bindet Histamin und andere biogene Amine sehr gut und schnell. Das zeigen In-vitro-Studien. Denn diese Heilerde weist dank ihrer einzigartigen, natürlichen Zusammensetzung aus wertvollen Mineralien und Spurenelementen eine besondere Bindungsfähigkeit auf. Außerdem lässt sich damit der gereizte Darm beruhigen und die Reizschwelle wieder anheben. Nebenwirkungen sind nicht bekannt.

Wirksamkeit und Verträglichkeit bestätigt

Eine nichtinterventionelle Studie* belegt, dass Luvos® Heilerde die typischen Beschwerden einer Histaminintoleranz lindert. Dazu nahmen 27 Patienten mit Symptomen wie Durchfall, Blähungen, Bauchschmerzen, Kopfschmerzen und Hautreaktionen begleitend zu einer histaminarmen Diät Luvos® Heilerde imutox ein. Ergebnis: Die Therapie erwies sich als wirksam und verträglich.

Studie zeigt: Lebensqualität verbessert sich

Die Beschwerden gingen zurück oder verschwanden sogar ganz. Die Lebensqualität verbesserte sich. Vier Betroffene konnten am Ende der Behandlung sogar auf die histaminarme Diät verzichten. Das reine Naturprodukt Luvos® Heilerde wird in Deutschland aus eiszeitlichem Löss gewonnen. Es steht als Pulver, Kapseln und Granulat zur Verfügung.

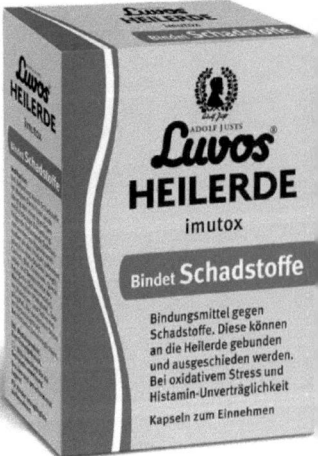

* Raithel M et al., Effects of Healing Earth in vitro and in vivo with regard to histamine binding and reduction of histamine mediated symptoms – a promising approach for histamine intolerance syndrome (HIS) and irritable bowel syndrome, United Eur Gastroenterol J 2020; 8 (Suppl)

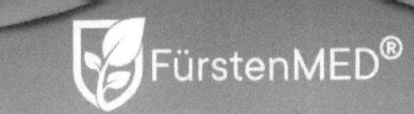

ürstenMED® Bifidoflor HIT

ptimiert für HIT: 7 gezielte Bakterienkulturen und Inulin in
aktischen Kapseln. Ihr Partner für Darmgesundheit und
ohlbefinden

hern Sie sich jetzt Ihren 13% Rabatt auf Bifidoflor HIT! Besuchen Sie
w.fuerstenmed.de, legen Sie Bifidoflor HIT in Ihren Warenkorb und
ben Sie den Rabattcode "HIT13" an der Kasse ein. Der Rabatt wird
tomatisch angewendet.

utzen Sie die Chance und unterstützen Sie
re Gesundheit jetzt mit Bifidoflor HIT!

e beachten Sie, dass der Code nur einmalig einlösbar ist und nur solange der Vorrat reicht. Wir behalten uns das Recht vor, diese Aktion
ie vorherige Ankündigung zu ändern oder vorzeitig zu beenden.

Weiterführende Bücher

Der Tabellenband „Histamin-Kompass" ist eine Ergänzung zu einer persönlichen Histamin-Ernährungsberatung oder zu einem Sachbuch zur Histaminintoleranz. Umfangreichere Informationen zum Grundverständnis finden Sie in Sachbüchern zum Thema.

Folgende deutschsprachige Bücher sind aus Sicht des Autors empfehlenswert.

Storr, M.; Sofortratgeber Histaminintoleranz. Verstehen, erkennen, behandeln – so wird`s gemacht; BOD Verlag

Jarisch, R.; Histaminintoleranz – Ursachen, Symptome, Behandlung; Trias Verlag

Schleip, T.; Histamin-Intoleranz: Diagnose finden, Auslöser erkennen, Ernährung anpassen; Trias Verlag

Jarisch, R.; Histaminintoleranz – Histamin und Seekrankheit; Thieme Verlag

Kauffmann K.; Der Histamin-Irrtum; VAK Verlag
Schleip, T.; Richtig einkaufen bei Histaminintoleranz; Trias Verlag

Kamp, A.; Histaminintoleranz: Genussrezepte für Ihr Wohlbefinden, G&U Verlag